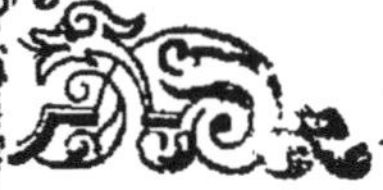

LA

# SANTÉ DE LA BOUCHE

## CONSEILS

## A MES AMIS

*Guide à l'usage des Ouvriers*

PAR

**CLÉMENT DE PARIS**

Dentiste-Électriseur.

*Prix : 25 Cent.*

Lyon

EN VENTE CHEZ L'AUTEUR

Rue de Chartres, 2

Angle de la place du Pont-de-la-Guillotière, au-dessus du Café de la Place et du Commerce

1864

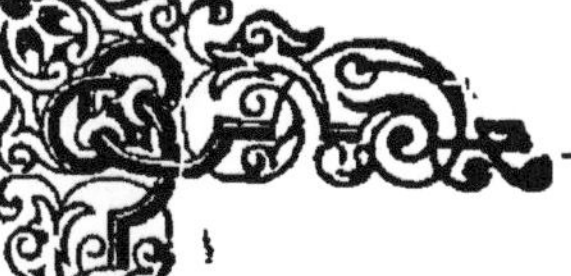

LA

# SANTÉ DE LA BOUCHE

CONSEILS

A MES AMIS

*Guide à l'usage des Ouvriers*

PAR

**CLÉMENT DE PARIS**

Dentiste-Électriseur.

*Prix : 25 Cent.*

Lyon

EN VENTE CHEZ L'AUTEUR

Rue de Chartres, 2

Angle de la place du Pont-de-la-Guillotière, au-dessus du Café de la Place et du Commerce.

1864

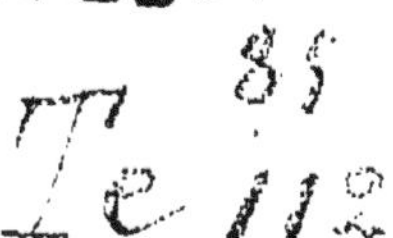

Lyon, impr. et lith. de J.-B. Porte, Grande-Rue-de-la Guillotière, 28.

# AU LECTEUR.

Vous souriez en mettant cet opuscule dans votre poche, et vous vous demanderez où nous allons, si les arracheurs de dents de la place publique se font auteurs et publient des brochures ; votre pensée est celle-ci, ami Lecteur : J'y jetterai un coup d'œil à temps perdu, ça doit être drôle !

Eh bien ! oui, ami Lecteur, si vous êtes soigneux de votre bouche, lisez ce petit livre, j'accepte d'avance ou une critique sévère ou une approbation loyale ; quel que soit votre jugement, je ne me repentirai jamais d'avoir déroulé sous vos yeux le tableau réel de la dentition depuis l'enfance jusqu'à l'extrême vieillesse, parce que j'ai la conviction que les observations que je vous soumets, que les conseils que je vous donne, sont d'un homme consciencieux, dont le vœu le plus ardent est d'être utile à ses semblables.

A Dieu ne plaise que parce que j'écris ce livre et que je prouve que les connaissances que je possède dans l'art dentaire ne peuvent être niées par mes ennemis ; à Dieu ne plaise que je prenne ici le titre de professeur et de premier opérateur du monde ; je sais trop que se donner soi-même de pareils titres est un ridicule sinon une impudence.

Le titre de professeur est un titre qui doit être honoré et respecté, il n'appartient qu'à des hommes qui ont pâli sur les livres et en ont été honorés par un diplôme en règle , après de minutieux examens ; avoir une pareille impudence, c'est donner à rire de soi, comme ce pauvre homme qui, se livrant pour vivre à un travail pénible qui lui rend les mains inaccessibles au savon, croit avoir l'air d'un gentilhomme le dimanche en s'habillant d'une manière ridicule pour un ouvrier, et en se gantant avec de la peau d'agneau jaune.

La caque sent toujours le hareng. Sous un costume propre, simple et modeste, ce brave travailleur inspirerait le respect en montrant bien franchement ces mains devenues calleuses par un travail honorable, tandis que par sa prétention, il n'inspire que le ridicule et la pitié. Il en est de même des professeurs improvisés ; aussi vous le voyez, Lecteur , je prends, pour vous donner mes faibles conseils, le simple titre qui m'appartient : celui de Praticien , celui de Dentiste.

Je serais heureux si chaque soir, après votre journée, vous preniez mon petit livre et si vous lisiez seulement un de mes chapitres ; vous apprécierez et votre jugement vous dira si, en ce qui concerne la dentition, beaucoup de professeurs vous en diraient autant que le simple dentiste,

CLÉMENT DE PARIS.

## CHAPITRE Ier

### Introduction que le lecteur est prié de sauter si elle l'ennuie.

Qui va piano va sano.
(*Vieux proverbe italien.*)

Ami Lecteur, je voudrais parler de moi le moins possible, et ne pas vous fatiguer en vous condamnant à lire mon histoire ou au moins les principaux épisodes de ma vie ; cependant, les circonstances dans lesquelles je suis venu me fixer à Lyon, la position dans laquelle je me suis fait connaître dans cette ville, m'obligent à entrer dans quelques détails me concernant, afin de bien faire connaître le but que je me suis proposé en ouvrant, en 1861, des cabinets de dentition, place du Pont de la Guillotière; il faut que l'on sache si je suis capable, si je mérite mon titre, ou si j'ai été affreusement calomnié par l'envie, la haine et la jalousie.

Je vous le repète, Lecteur, lisez ou sautez ce chapitre, qui n'a rien d'intéressant comme question d'art dentaire.

Fils d'un homme possédant de sérieuses et hautes

connaissances en chirurgie, je m'étais, en 1841, libéré de l'art militaire, et j'allais choisir une carrière; sans avoir toutes les connaissances acquises par une éducation achevée, je pouvais, en travaillant, me faire un avenir; mon goût très prononcé pour les orateurs et les professeurs qui, dans leurs cours, démontrent avec tant de zèle et de dévoûment la science à une jeunesse studieuse et avide de savoir, me fit suivre différents cours de nos premiers professeurs de l'époque.

C'est ainsi que j'acquis quelques connaissances superficielles en chimie, en physique, en ostéologie et en chirurgie.

Au milieu de mes études, je dois l'avouer, l'amour des beaux-arts me tourmentait aussi, et l'on me voyait souvent au Conservatoire et dans les salles de spectacle.

Tout-à-coup, une catastrophe cruelle vint me frapper et détruire les facilités de choisir une carrière selon mon goût: j'étais seul au monde et, par un double malheur, sans ressources; c'est au travail que je dus mon salut!

Je me fis artiste, et comme tel, j'ai beaucoup voyagé, même à l'étranger: on dit que les voyages forment la jeunesse. . . . je le crois; j'ai eu mon beau temps, et j'ai beaucoup vu et beaucoup observé.

Revenu en France après 1848, j'essuyai, jusqu'en 1852, faillite sur faillite de mes directeurs qui, plus malheureux que moi, ne pouvaient pas me payer.

Je cherchai le moyen de vivre en homme d'honneur, et mes connaissances en ostéologie me mirent en rapport avec un bon dentiste de Paris, où je me formai dans cet art que j'étudiai plutôt en théoricien qu'en praticien. Cependant les affaires allaient mal, et je me mis à voyager : je me fis dentiste ambulant. Quelques années se passèrent ainsi, j'avais mon fils près de moi qui grandissait.

Le métier était peu lucratif et je songeai à quelque chose qui, selon ma pensée, devait m'être plus avantageux ; avec mes connaissances en physique et voyant les progrès de l'électricité, je me rappelai que j'avais été guéri d'une maladie de larynx par l'application de chaînes et plaques galvaniques selon Raspail.

Je m'étonnai que ces sortes d'appareils soient si peu répandus, et toujours d'un prix si élevé ; à partir de ce moment, je visai à un but.

On demandait à Newton comment il avait fait pour trouver le système de l'attraction. . . Il répondit : c'est en y pensant toujours. . . . Ma pensée fixe était de faire établir des colliers électro-galvaniques et de les vendre en voyageant ; mon plan fut bientôt arrêté, mes connaissances, la lecture assidue des princes de la science, des grands maîtres dans l'art de l'électricité, me mirent à même d'établir, après une dépense première, un excellent appareil galvanique qui n'avait à craindre ni la critique stupide des ignorants, ni la langue vénéneuse des ineptes jaloux et envieux, ni, enfin, la désapprobation des savants, même les plus sceptiques. . . Et le 1er mai 1854, les colliers électro-galvaniques de CLÉMENT DE PARIS furent créés et vendus par moi sur les places publiques d'une partie des départements de la France.

Ce n'est pas dans ce livre, qui n'est écrit que pour la dentition, que je veux faire l'éloge de ces articles (1).

J'obtins en voyage beaucoup de succès, je séjournai longtemps dans les villes et j'en profitai pour mettre mon fils en rapport avec d'excellents dentistes qui le fortifiaient toujours dans cet art qui était sa vocation. Moi je conservai ma spécialité.

Cependant, il arrive un moment où l'on ne peut pas toujours voyager ; en 1859, je vins à Lyon ; la deuxième ville de France me plut, je pensais à l'avenir de mon fils, je résolus de m'y fixer.

Je balançai entre deux projets : celui de me produire de suite à Lyon comme dentiste, afin de faire valoir l'habileté de mon fils, et celui de ne produire d'abord que ma spécialité d'apareils galvaniques.

*L'Indicateur lyonnais* me donna les noms des dentistes de l'intérieur, presque tous praticiens très avantageusement connus et dignes de leur réputation ; je tournai alors mes regards de l'autre côté des ponts, et je fis cette remarque que, relativement à la population des Brotteaux et de la Guillotière, le nombre des dentistes sérieux était très restreint et, pour ainsi dire, nul ; le louai mon local, rue de Chartres, n° 2, angle de la place du Pont-de-la-Guillotière, et j'attendis en observant.

J'appris que, sur les places publiques, paraissait

---

(1) Je prie le lecteur de se procurer la brochure du même auteur qui aura pour titre : *Causeries sur l'application des Appareils galvaniques*.

un Artiste-Dentiste assez éminent, fils d'un de nos anciens praticiens très estimés à Paris de son vivant. Ce jeune homme était nouvellement à Lyon, et il avait à établir sa réputation; après s'être produit sur les places pendant quelque temps, il s'installa dans une position de premier ordre, et eut la sagesse et le bon sens de ne plus paraître en public; le pied sur lequel il avait établi sa maison ne le lui permettait plus, son avenir était là, il le comprit.

Je fis bientôt une autre remarque : c'est qu'on tolérait sur les places un Dentiste d'un autre ordre; je compris, en voyant la manière de faire de ce monsieur, que j'aurais quelques difficultés à vaincre, des petites jalousies à surmonter, et je résolus de laisser le temps faire son œuvre et de ne me faire connaître d'abord que par la production de mes colliers galvaniques. On était en hiver, la place publique était inabordable; je m'installai place Bellecour à l'époque où l'on y construisait des baraques.

Quelques temps se passèrent et j'appris à connaître l'espèce de concurrence que j'aurais à combattre, sans faire connaître mon intention d'ouvrir une maison de dentition, quoique mon fils, alors âgé de 18 ans, eût déjà de sérieuses connaissances dans l'art dentaire; pour amoindrir la force de la haine que j'allais m'attirer, sans faire connaître ce qu'il savait déjà, je le plaçai à titre d'élève et je payai la somme de trois cents francs, somme dont je retirai un reçu. Je conservai l'acte et une correspondance dans laquelle le maître me témoignait toute sa satisfaction de son élève qui tenait son cabinet pendant son absence à la grande satisfaction des clients; enfin, une dernière lettre contenait ces lignes : *Je n'ai rien à apprendre à votre fils, il en connaît autant que moi dans l'art dentaire.* Ces lettres et ces pièces je les conservai précieusement, et je puis les produire en cas de besoin.

Je savais que la calomnie pourrait chercher à jeter son venin sur ma maison et, muni de ces lettres, je pourrais la confondre.

Enfin, j'ai ouvert ma Maison, où mon cabinet de dentition fait le plus grand progrès, et où je tiens toujours ma spécialité d'appareils électro-galvaniques.

Depuis trois ans, mes livres constatent que l'on a fait près de 3000 opérations chez moi, j'en appelle à la loyauté du public, et je demande si une seule personne a eu à se plaindre d'un accident ; j'ai été assez heureux, grâce à la prudence et à la sagesse avec laquelle on opère chez moi, pour éviter jusqu'à présent ce malheur.

Grâce à mon honorabilité, aux informations prises sur mon compte, je fus honoré d'une autorisation qui me permit de paraître sur les places légalement et non en contrebande comme certains individus l'ont fait ; j'ai usé de cette autorisation avec sagesse et sans abus ; j'ai produit des choses d'utilité publique, et j'ai fait le bien en opérant et en soulageant gratuitement les pauvres ; ma Maison est ouverte, depuis 7 heures du matin jusqu'à 8 heures du soir, à celui qui ne peut pas payer aussi bien qu'à celui qui paie : jamais chez moi on n'a refusé d'opérer le pauvre, et jamais on ne le refusera.

Pendant près de trois ans, je me suis borné à produire sur la place mes appareils galvaniques seulement, tout en faisant connaître ma Maison ; j'avais le droit d'ôter des dents, de vendre des dentifrices, je ne le faisais pas pour ne pas exciter la haine et la jalousie.

Malgré ma délicatesse, j'ai été lâchement calomnié, on a fait courir les bruits les plus absurdes pour discréditer ma Maison, moi, qui ne dois et n'ai jamais rien dû à personne depuis que je suis à Lyon ; j'ai tout supporté avec patience et ma Maison n'a fait que prospérer.

La manière savante, adroite et sage avec laquelle on opère chez moi, est appréciée par les personnes qui savent rendre justice au vrai mérite.

J'offre au public une Maison de confiance, les opérations et tout ce qui concerne les soins de la bouche aux prix les plus modérés.

Un artiste en Prothèse dentaire nous met à même de livrer, de 24 à 48 heures, toutes les pièces artificielles (garantie par écrit), de quel système que ce soit.

Voilà, Lecteur, comment j'ai ouvert à la Place-du-Pont-de-la-Guillotière une Maison de Dentition ; cette maison a près de trois ans d'existence, elle a traversé les écueils des commencements ; elle est connue aujourd'hui, et le temps est un grand maître.

Croyez-moi, Ouvriers, mes Amis, je me suis placé au milieu de vous, parce que j'ai le sentiment de bien faire, vous reconnaîtrez l'homme, et vous apprécierez la Maison du Dentiste CLÉMENT DE PARIS.

Excusez la longueur et la monotonie de ce chapitre, si je me suis un peu étendu, c'est que je pense

*

que l'homme qui se livre au public, lui doit un peu sa profession de foi, et doit aussi se faire connaître de lui.

Voyons maintenant à raisonner Dentition, et sachons si je sais ce que c'est qu'une Dent et ce que c'est que l'art dentaire. Que mes détracteurs sachent vous en dire autant que moi et vous donner des conseil aussi salutaires, et je leur pardonne leurs lâches insinuations.

---

## CHAPITRE II.

### Des soins de la bouche et des moyens de posséder et conserver une belle denture.

La science est un symbole
Le juif errant qui marche toujours.
(L'*Akbar* journal d'Algérie.)

Je m'occuperai, dans le chapitre suivant, de la Prothèse ou de l'art d'établir et d'adapter les pièces artificielles, car, selon moi, c'est la partie la plus savante de la science du vrai Dentiste.

Les dents, ces ornements si précieux à l'homme comme à la femme, furent estimées, dans un temps déjà reculé, par un des plus spirituele écrivains espagnols, d'un prix beaucoup plus éléve que celui du diamant le plus précieux, Cervantes avait raison : où est le prestige d'une figure, même ravissante, si aussitôt que la bouche est entr'ouverte, votre cœur s'attriste à la vue d'une denture presque repoussante.

Il faut se préserver de ce malheur, et rien n'est plus simple et plus facile; contractez dès l'enfance l'habitude de soigner votre bouche par une simple friction, tous les matins, avec une goutte ou deux, d'un dentifrice consciencieux, et vos gencives seront toujours fermes et fraîches ; vous éviterez les ramollissements et les tumeurs ainsi que les sanguinolements qui en sont la suite. Faites prendre cette bonne habitude à vos enfants, et vous les préserverez de bien des affections fâcheuses.

On habitue bien les enfants à se laver les mains, le corps, les pieds, le visage, pourquoi ne leur donnerait-on pas l'habitude de se rincer la bouche? c'est si tôt fait.

Dès que vous voyez chez votre enfant les dents prendre une mauvaise direction, soit à l'intérieur, soit à l'extérieur, si ses dents viennent en surdents, si elles sont trop rapprochées, si elles se gênent et se gâtent, ne craignez pas de nous l'amener, la moindre petite opération, et le mal est évité.

Quand vous arrivez à l'âge de 15 ou 20 ans, vous devez vous attacher particulièrement à avoir toujours vos dents bien blanches et dégagées de tartres et d'impuretés. C'est si beau pour la jeunesse d'avoir une jolie denture, maintenez l'émail pur et brillant; tous les matins, frottez-les légèrement au dentifrice; après chaque repas, en vous essuyant la bouche, passez votre serviette sur vos dents, vous empêchez le tartre que produisent les aliments acqueux de se former, ce qui, sans ces précautions, se fait avec la plus grande rapidité ; c'est ainsi que la *Carie*, cette cruelle ennemie des dents, cause bientôt des ravages qui amènent le besoin d'extraction et, à 30 ans, on a la bouche d'un vieillard édenté. . . En suivant mes conseils, vous éviterez ce malheur.

Il y a tant de causes qui déterminent les douleurs des dents, la carie a des degrés divers ; le ramollissement, l'inflammation des gencives et le kysté figurent parmi les plus actives.

Tout Dentiste consciencieux et éclairé doit s'occuper particulièrement des parties essentielles que j'appelle la *Pathologie* dentaire ; c'est en possédant cette science à fond que l'on combat avec succès les dents chancelantes dont les exemples sont si fréquents et notamment le kyste (ou fistule), cette affection rebelle jusqu'ici aux traitements routiniers de l'art.

Il importe donc de recourir promptement à la consultation, afin d'apporter remède lorsque les dents des enfants sont trop serrées, car en se gênant mutuellement, elles finissent toujours par s'endommager.

## CHAPITRE III.

### De la Prothèse et du choix des Dents artificielles.

> Le devoir de l'homme éclairé est de soumettre les vérités dont il a la certitude.

L'action des années, les accidents de la vie nous obligent à remplacer les dents qui nous manquent par des dents artificielles.

Cette obligation est dictée à la fois par les préceptes d'une hygiène intelligente et par les soins de la beauté du visage. L'homme ne doit pas oublier qu'il est né pour l'état de la civilisation, par conséquent il doit avoir un profond respect envers sa personne ; toutes ses habitudes doivent ressortir de cette loi originelle et concorder ensemble.

La civilisation nous dicte la parure du corps, l'intelligence celle de l'esprit, nous comprenons que la symétrie, l'élégance du costume ont leur raison d'être pour l'homme. L'homme doit se décorer à l'extérieur, il doit paraître dans ses dehors ; à plus forte raison il doit aussi s'attacher à maintenir toutes les parties de son ensemble dans le même éclat.

Les dents artificielles remplissent donc un rôle

essentiel dans la vie matérielle de l'homme et dans le charme de ses relations sociales; il faut donc que les procédés à l'aide desquels l'art se substitue à la nature se perfectionnent de plus en plus.

Fi des vieux systèmes qui laissent singulièrement à désirer : le crochet, la plaque en or ou de platine, systèmes inhumains qui consistent à enfoncer dans la bouche toute une quincaillerie qui gonfle, déchire, empêche de manger, trouble le sommeil, et ce qu'il y a de plus grave, c'est que les aliments s'introduisant entre les gencives et la plaque qui les recouvre, produisent un détritus dont les exhalaisons et la corruption tout à la fois sont un danger de santé et une cause de répulsion pour les autres.

Nous avons à présent l'invention des dents débarrassées de toutes ligatures et de crochets, aussi ces funestes inconvénients ont-ils disparus. Cependant il faut encore au moins se confier à un homme qui raisonne son art; car bien des Dentistes (j'en demande pardon à ces Messieurs) ont remplacé un danger par un autre plus grand encore; je veux parler des dents minérales, américaines, double désignation que l'on a donnée à des dents qui sont les mêmes, car elles sont composées des mêmes ingrédiens, ce sont des dents en porcelaine, l'étiquette est différente mais la pièce est la même.

On ne fait usage aujourd'hui que de deux sortes de dents artificielles, les unes minérales, les autres d'hippopotame. Les grands faiseurs de réclames, pour se donner le mérite de découvertes, ont cru devoir baptiser de cent noms différents les dents artificielles, mais toutes ces dents, que le public le sache bien, sont minérales ou d'hippopotame, que MM. les soi-disant grands Dentistes les appellent Masticatoires, Galvano-plastiques, Osanores, Minérales ou Américaines, un Dentiste consciencieux les appellera tout simplement de leur nom et ne comprend pas pourquoi on emploie toutes ces pompeuses désignations.

Il existe un grand faiseur qui, un matin en se réveillant, eut l'idée d'appeler ses dents *Végétales*, son idée a été enterrée sous un mot spirituel. . . Ces nouvelles dents, fut-il dit, sont des dents qu'on *mange* quand on ne peut plus s'en servir pour manger.

Les dents minérales ou américaines sont de faïence ou de porcelaine; ces dents, quand elles sont employées avec des crochets ou ligatures, se détachent souvent ou se cassent, heureux lorsque la dent en entier se détache de son appareil, car la porcelaine étant un émail poli, passe sans difficulté dans la gorge ; mais si la dent se casse, elle s'accroche par les arrêtes plus ou moins aiguës, soit à la gorge qu'elle excorie, soit dans les voies digestives où sa présence redoutable peut causer les plus terribles ravages, ces accidents sont presque journaliers.

Cependant, quand ces sortes de dents sont employées par le nouveau système de la Vulcanite (caoutchouc vulcanisé ou durci), sans contredit le nec plus ultra de l'art, elles n'offrent plus les mêmes dangers; les dents minérales, encastrées dans la vulcanite qui forme la gencive artificielle, pressées par elle de toute part, appuyées contre elle dans presque toute leur hauteur, ces dents ne peuvent ni s'échapper ni s'ébranler comme dans les autres systêmes, et ne sont susceptibles d'être brisées que par un effort tout-à-fait exceptionnel.

Avec les bases métalliques, il faut inévitablement souder les dents, et les soumettre ainsi à la température nécessaire à la fusion de l'or, ce qui les expose à être fêlées et cassantes ; le nouveau système rend l'action du feu inutile. De plus, le *Talon* en vulcanite qui les protège contre un choc violent des dents correspondantes, offre à ces dernières une surface *triturante* appropriée, avantage qu'on ne peut obtenir avec les pièces métalliques.

J'ai repoussé toutes ces routines et je n'emploie ni ligature, ni crochet, ni métal quelconque ; dans le véritable art dentaire, il y a un principe et un axiome dominant, c'est que toute dent bien ajustée doit tenir d'elle-même, on n'accroche que ce que l'on ne peut pas faire tenir par une adhérence intelligente.

Pour obtenir la pose des dents la plus solide, nous n'avons pas cherché de secrets, nous avons cherché à être adroit, et à force de travail, à force de nuits passées depuis trois ans que nous sommes installés à Lyon, et que nous avons résolu de former une Maison sérieuse qui sera appréciée avec le temps par toutes les classes, nous sommes arrivé à un résultat heureux par la dextérité des doigts.

Je reviens donc, cher Lecteur, sur ce que j'ai dit tout-à-l'heure ; j'emploirai des dents minérales ou américaines, en vulcanite, mais je ne les emploirai jamais dans un autre système ; car j'en suis fâché pour les Dentistes que ces paroles pourraient choquer, ces sortes de dents sont employées pour des pièces à bases métalliques par ceux qui veulent faire vite et ne sont pas en état de sculpter un bloc d'hippopotame. Dans leur impuissance, ils ont essayé de jeter un discrédit sur l'emploi de cette matière, en disant qu'elle jaunit très vite.

Cela n'est vrai que pour les dents qui sont en faux hippopotame. D'ailleurs, à l'aide d'un galvanisme particulier qui en vivifie l'éclat, le ratelier sorti de nos mains se maintient sans altération et sans que l'œil le plus exercé puisse jamais distinguer que ces dents ne sont pas naturelles ; car, par le fait, elles le sont.

Voilà, Lecteur, la vérité sur les dents artificielles; je vous déclare que toutes pièces qui sortent et sortiront de nos cabinets, sont *garanties* par écrit; quant aux prix, ils n'ont rien de comparable à ceux des praticiens qui, sous prétexte d'une grande Maison, ne craignent pas, en vous disant que la dentition est une question d'art qui n'a pas de prix, de vous demander des sommes fabuleuses.

J'ai vu des pièces très ordinaires faites dans des Maisons où un grand luxe respire, avoir été payées 800, 600 et 400 francs, ces pièces pouvaient être établies pour 200, 150 et 100 francs.

## CHAPITRE IV.

### De l'opération, de l'Opérateur.

Fit fabricando faber.
C'est en forgeant qu'on devient forgeron

Dans tous les arts, dans toutes les professions, ce n'est qu'après une longue suite d'épreuves et de tâtonnements qu'on peut acquérir une certaine habileté.

L'art dentaire, comme bien d'autres, se divise en plusieurs *parties* bien distinctes et, selon nous, trois Dentistes peuvent être excellents, chacun dans sa spécialité.

L'art véritable de Dentiste (celui qui remplace les désastres de la bouche, celui qui fait les pièces) est un des plus beaux, la Prothèse; celui qui l'exerce doit être un véritable artiste, il doit posséder une certaine somme de connaissances, une certaine instruction scientifique : la sculpture, la mécanique, doivent lui être un peu connues, il lui faut cette sorte de pénétration qui constitue le génie de l'artiste.

Je mets donc l'artiste en prothèse au-dessus de tout.

Le mécanicien doit avoir aussi de grandes connaissances.

Quant à l'opérateur, il faut qu'il agisse avec discernement et la plus grande sagesse doit présider à toutes ses actions, il lui faut assez de connaissances en ostéologie et en chirurgie, pour juger au premier coup d'œil, en voyant une denture délabrée, ce qu'il doit faire, si l'opération est nécessaire et comment l'exécuter, savoir choisir l'instrument, ne pas faire souffrir le patient par des tâtonnements, extraire avec dextérité, mais sans fanfaronnade et pression brutale à briser l'alvéole, ce qui est assez l'habitude de ces opérateurs voulant se donner pour habiles quand même.

Aux qualités intellectuelles, l'opérateur doit joindre quelques qualités physiques, son extérieur ne doit avoir rien de disgracieux, sa mise doit être soignée, sa figure rasée; il ne doit pas aspirer à ressembler à un sapeur et avoir une de ces figures barbues faites pour effrayer les jeunes personnes auxquelles il est appelé à donner ses soins; en contact, surtout avec les dames, il ne lui est pas permis d'avoir l'haleine désagréable et, à cet effet, il doit s'abstenir de tabac, de spiritueux; comment voulez-vous qu'une personne bien élevée n'éprouve pas une répugnance invincible quand un homme, qui vient lui regarder dans la bouche, avoir son haleine près de la sienne, sent la pipe culottée, le tabac de caporal, ou l'odeur des spiritueux des buvettes où il fait souvent des libations . . . . Pouah ! un pareil Dentiste est bien heureux s'il se forme une clientèle ; mais cette clientèle ne peut être composée que de personnes peu difficiles.

Un Dentiste doit avoir toujours les mains d'une

propreté très minutieuse. . . La propreté est la toilette du médecin, a dit Madame Néker; nous dirons, nous, la propreté doit être la coquetterie du Dentiste.

Ayez soin, ami Lecteur, de vous rappeler ce que je vous conseille, choisissez votre Dentiste propre; si, en voyant son cabinet, vous apercevez des instruments non polis, non brillants (les instruments d'un Dentiste doivent être toujours brillants, comme sortant du polisseur), s'il ne les fait passer à la peau et au poli après chaque opération, c'est qu'il ne comprend pas les dangers auxquels il expose ses clients.

Si un verre, quand il est mal rincé, peut donner le mal d'une autre personne, à plus forte raison, l'instrument qui se met en rapport avec les chairs vives et la blessure forcée produite par l'opération.

Si vous voyez cela, Lecteur, ne craignez pas de reprendre votre chapeau et d'aller vous faire opérer chez un homme plus soigneux de votre santé, les maladies buccales sont souvent terribles, nous ne devons donc pas les rechercher, nous devons, au contraire, les éviter avec le plus grand soin.

Il existe des praticiens auxquels nous nous faisons un vrai bonheur de rendre hommage, la conscience et le désintéressement président à toutes leurs opérations ; mais il en est quelques-uns qui, malheureusement, font mépriser le corps des Dentistes en général. Chez les uns, c'est un intérêt sordide qui les fait regarder les personnes qui leur donnent leur confiance comme des contribuables forcés ; ceux-là vous disent, avec un aplomb imperturbable : Dans une bouche, je sais toujours trouver de l'argent, de sorte que le pauvre diable qui est venu croyant débourser une faible somme pour une simple opération, se voit obligé de payer le double et le triple de ce qu'il croyait dépenser. . . Ces Messieurs, dans leur langage pittoresque, appellent cela *monter des mikels;* c'est comme la tireuse de cartes qui commence d'abord par le petit jeu, et passe ensuite au grand jeu !

Un autre fera force réclames et annoncera *POUR RIEN* des opérations une fois par semaine, et cela pendant une heure ou deux *seulement ;* quand les pauvres qui souffrent pendant sept jours et attendent le huitième pour la fameuse opération gratuite se présentent, on leur dit souvent : Monsieur opère, ils attendent ; bientôt la pendule sonne, l'heure gratuite est passée... Il y a vingt malheureux qui sont là. . . Que voulez-vous, mes amis ! leur dit le valet d'un air contrit, Monsieur a donné son temps, l'heure est passée ! ! revenez dans huit jours si vous n'avez pas le moyen de payer ! . . La moitié de ces pauvres diables s'en va ; l'autre se saigne ; elle a quelque monnaie, que l'on réservait pour le pain de la famille ; mais souffrir c'est si cruel ! cette moitié paie ; c'est la réclame qui l'a amenée !... Oh ! Banquistes!... Et pourtant ceux-là ne vont pas sur les places comme moi, ils ne vont pas user leur poitrine, leur santé, tremper six chemises au soleil, pour expliquer des choses vraies, surtout aux ouvriers, parmi lesquels il se trouve des hommes qui me jettent le sarcasme et l'injure au visage, et cela sans avoir raisonné, sans me connaître, sans savoir ce que je suis, les ingrats ! moi qui depuis dix ans me suis dévoué pour leurs frères. Ah ! si ceux qui sont si prompts à jeter l'insulte à l'homme qui s'est voué à la place publique, voulaient ou pouvaient soulever la portière de certains salons de grand faiseur de réclames, ils verraient bientôt quel est le charlatan de celui qui va sur la place ou de celui qui jette la poudre aux yeux sous les lambris dorés; quand on est philantrope, toutes les heures sont bonnes pour être généreux, et à toute minute du jour on opère les pauvres indigents sans les faire attendre huit jours pour leur faire la charité; d'ailleurs n'est-ce pas avoir l'air de se moquer des malheureux souffrant que de leur dire : c'est aujourd'hui lundi. vous avez une dent gâtée qui vous fait mal, vous viendrez chez moi, je suis philantrope, je vous opérerai dimanche!... Cette générosité n'a-t-elle pas quelque ressemblance avec l'orgue de barbarie qui jouait à la porte de Fualdès pendant qu'on l'assassinait?

Il est encore parmi les industriels qui s'intitulent Dentistes des hommes qui sont la plaie, le fléau des praticiens consciencieux; ces dentistes improvisés, anciens ouvriers, n'ayant jamais eu le courage nécessaire au travail pénible et assidu, sont sortis de leur position de travailleurs honorables pour se faire imposteurs; ou bien encore quelque valet de Dentiste ambulant ayant passé sa jeunesse à battre la grosse caisse et laver la voiture de son maître, cet homme, congédié pour ivrognerie, paresse ou friponnerie, s'est installé à son tour Dentiste, et commet les abus les plus scandaleux en bénissant les législateurs du 19 ventôse an XI, pour leur mutisme touchant l'exercice de la chirurgie dentaire.

Ces industriels sont cependant faciles à reconnaître; causez avec eux, demandez-leur un mot de français, faites-leur les plus simples questions d'ostéologie, de chirurgie, demandez-leur ce que c'est qu'une dent, de quoi elle est composée, la raison qui la détériore, demandez-leur à ces individus qui ont l'impudence d'usurper un titre qui est loin de leur appartenir, s'ils savent seulement prendre l'empreinte d'une bouche, ce qui est l'*A, B, C* de la prothèse, et vous les verrez rester coi; . . . ils vous répondront des absurdités et finiront par vous dire qu'ils ôtent bien une dent, peu leur importe le reste. . .

Bien ôter une dent, la belle affaire !

Un enfant, après deux heures de leçon, ôtera une dent comme le garçon de ferme arrachera une carotte; si la carotte est droite et ne présente aucun phénomène, elle sortira nette et sans difficultés, si elle a les moindres défectuosités, elle apportera avec elle toute la terre qui l'entoure. . . De même la dent, si elle est bien posée dans son alvéole, s'il n'y a aucune adhérence, si elle n'est pas d'une conformation bizare, elle ne trouvera pas de difficultés; mais dans les cas très fréquents qui sont contraires à ces lois, si elle offre adhérence et mauvaise conformation, si elle est d'une composition vicieuse, où sera l'expérience, la prudence, la sagesse qui guideront cet arracheur ? S'il ne sait pas comprendre les effets qui peuvent se produire, et qui amèneront les suites les plus graves, il arrachera, il brisera quand même, il vaincra l'obstacle et vous mettra la machoire en lambeaux.

Ce n'est donc pas dans l'extraction même que git le grand talent réel de l'opérateur, c'est dans la prévoyance et dans la manière d'éviter un danger, c'est dans le choix de son instrument, c'est dans la manière de s'y prendre pour obtenir un résultat sans suites fâcheuses.

Croyez-le, Lecteur, pour cela il faut avoir certaines connaissances théoriques et pratiques que les industriels en question n'ont jamais.

Un Dentiste de talent joignant à son art un esprit d'élite, dit dans un de ses ouvrages, que Napoléon a dit : *Grattez le Russe et vous trouverez le Cosaque ;* il ajoute, lui, que trouverait-on si l'on grattait la plupart des dentistes ?

La citation est un peu. . . méchante, car, Dieu merci, il y a beaucoup d'exceptions ; mais quelle opinion voulez-vous que le public se fasse, quand il voit les absurdités auxquelles a donné lieu le mot *Dentiste?* sous ce mot, qui n'a été souvent qu'un prétexte, le public n'a-t-il pas découvert cent fois la supercherie, et malheureusement, il faut le dire, les grands faiseurs ont donné l'exemple aux petits (Voyez les 3e et 4e pages des grands journaux.)

Vous faut-il une avalanche de noms que le charlatanisme a donnés à deux sortes de dents, deux seules qui existent : la dent *minérale* et la dent *animale*, lisez :

Dents nacrées, dents vulcano-plastiques, dents inusables, dents diamantées, dents palmitoïdes, dents ostéodontes, dents d'hippopotame, dents osanores, dents osanacrises, dents masticaires, dents incorruptibles, dents végétales, dents émoplastiques, dents inoxidables, dents confortables *(sic)*, dents minéro-adamantines, dents cristallisées, dents inaltérables, etc., etc. . . Ouf! Qu'en dites-vous, Lecteur, j'en laisse encore et des meilleures. Quand des grandes maisons où vous trouvez un luxe éblouissant, un praticien qui, par une mise irréprochable, une exhibition de chaînes et de breloques et de diamants, se présente devant vous dans un riche cabinet où se déroule sous vos yeux un arsenal d'instruments;

Quand ces grandes maisons se servent de pareilles réclames et jettent tant de poudre aux yeux, comment voulez-vous que les petits industriels, les petits imitateurs ne se servent pas de pareils moyens, quoique sur une échelle moins élevée.

Aussi, combien n'ont de Dentiste que le nom, qui leur sert de couverture; si vous saviez, cher Lecteur, que de mystères on dévoilerait si on levait le coin du rideau sous lequel se cachent ces industries illicites et verreuses: tel, sous le prétexte qu'il est dentiste, exerce en petit la médecine illégale, il se fait une clientèle de commères qui lui font sa propagande et le donnent tout bas pour un homme bien plus capable que toute la faculté; il se faufile dans les buvettes où s'assemblent les ouvriers, le soir, les hommes de bâtiment surtout, il leur soigne leurs blessures, leurs plaies et, surtout, il se fait parmi eux une réputation pour les maladies vénériennes et autres. . . Aux yeux de l'autorité, cet homme est un petit Dentiste, qui paie une petite patente; mais, sachez-le bien, les dents, c'est la moindre de ses affaires, il n'en ôte ni n'en met pas 50 par an. . . On voit cela un peu partout, même dans les plus grandes villes.

D'autres, sous le couvercle de Dentiste, s'occupent aux yeux de leur nombreuse clientèle, de guérir les personnes infectées de vers intestinaux, et se font une grande ressource dans ce genre d'industrie ; n'a-t-on pas vu, même dans les grandes villes, et ne voit-on pas encore journellement dans mille localités, de soi-disant Dentistes, paraissant sur les places, et sous la sauve-garde d'une simple permission de Dentiste vendant un simple dentifrice, n'arracher que peu ou point de dents ; mais, en revanche, vendre leurs flacons comme une panacée universelle et surtout pour les vers ; ils ont, à cet effet, tout un attirail de caraffes et flacons, et montrent toute une série de vers, tels que le ténia, le ver bourru, sanguin et autres ; ce qu'il y a d'extraordinaire, c'est qu'une partie de ces individus s'attachent à démontrer que leur liqueur ou leur poudre fait sortir des vers des dents, vers qui, selon eux, sont la seule cause de la carie et de la douleur odontalgique ; et ce qu'il y a de plus extraordinaire encore, c'est qu'ils trouvent des personnes bénévoles qui, en leur voyant faire l'épreuve du ver sorti de la dent par l'application de la liqueur, ne se doutent nullement de la jonglerie.

Cette tromperie doit être dévoilée, car les vers que l'on présente sont préparés à l'avance et montrés au public par un manœuvre habile qui tient un peu de l'art de l'escamoteur.

Je cite des faits que tout le monde connaît aussi bien que moi, et je ne les cite que comme exemples des différences qui peuvent exister chez des individus exerçant la même profession.

Certes, ces cas sont, Dieu merci, encore assez rares

et il est certain que si l'on établissait la balance des Dentistes consciencieux et des autres, la balance pencherait de beaucoup du côté de l'honneur et de la conscience, seulement, personne ne peut nier que, si sur cent individus il en est dix qui agissent mal, ils jetteront un mauvais reflet sur un corps entier, le mal se répand plus vite que le bien, il sera plus vite propagé et trouvera bien plus d'écho, c'est ainsi que vient la critique et le manque de confiance.

On me dira : mais M. Clément, vous allez sur les places, vous y vendez, et cependant vous venez de nous dire des choses désagréables pour vos confrères. . . Halte-là ! je n'appelle pas mes confrères les industriels dont je viens de parler ; j'appelle mes confrères les honnêtes gens, et il y en a, Dieu merci, dans les hommes qui vont sur la place ; ceux-là n'ont jamais déshonoré leur métier, ils ont fait comme j'ai fait depuis douze ans, ils ont vendu consciencieusement des choses qui avaient le sens commun, que la science appronvait ; s'ils ont été autorisés pour vendre un dentifrice, ils n'ont vendu que leur liqueur à laquelle ils n'ont pas donné toutes les vertus, ne s'attachant qu'à l'art du Dentiste, qu'aux soins de la bouche ; ils n'ont jamais, dans leurs annonces, attaqué le corps si honorable et si respectable des Médecins, ils ont fait leur métier consciencieusement et ont toujours été d'honnêtes citoyens et de bons pères de famille. Voilà ceux que j'appelle mes confrères, ce que je dis pour eux, je le dis pour moi, car je me suis toujours attaché à faire ainsi depuis que le hasard m'a fait homme de place publique ; je n'ai jamais vendu mes colliers électro-galvaniques autrement qu'avec approbation des princes de la science et autorisations spéciales. Entre les rares exceptions dont j'ai parlé tout-à-l'heure et les hommes (mes confrères) dont je parle maintenant, il y a une différence que tout public intelligent doit apprécier, je n'ai donc pas à me préoccuper de celui ou de ceux qui ne voudraient pas la faire.

---

## CHAPITRE V.

### Des Dentifrices à employer pour la conservation des dents et les soins de la bouche.

Aide-toi, le Ciel t'aidera.
(*La Sainte-Ecriture.*)

On a dit, en critiquant, le *Commerce* des Dentistes.

Beaucoup de Dentistes se préoccupent fort peu des côtés scientifiques et artistiques de leur profession ; mais, en revanche, ils s'occupent avec beaucoup de zèle de débiter des poudres, des élixirs, des sirops de dentition (sirops à faire pousser les dents) des hochets de dentition, des liqueurs contre le mal de dents, etc., etc. Il y a peut-être un pen d'exagération dans cette critique ; un Dentiste qui a des connaissances en chimie, un Dentiste qui s'est rendu compte de la maladie buccale de son client peut, on en conviendra, faire une ordonnance et indiquer les substances propres à entrer dans la composition d'un dentifrice approprié à son mal ; si vous lui accordez cette faculté, pourquoi ne lui accorderiez-vous pas celle de composer lui-même, ce qu'il ferait préparer par d'autres ?. . . Un Dentiste qui se respecte, me répondrez vous, doit s'occuper de son art et ne pas faire concurrence aux parfumeurs et aux coiffeurs ; il y a des exceptions à la règle, et je soutiens que l'homme expérimenté a bien plus de chances de faire un bon dentifrice, car il a été à même de bien connaître les affections qu'il a été appelé à traiter, et tout en modifiant, selon les âges et les natures, les procédés dont il se sert, il peut arriver à un résultat que n'obtiendraient pas les parfumeurs, qui ne s'attacheraient qu'à produire une poudre ou une liqueur banale.

D'ailleurs, les dentifrices les plus simples sont les meilleurs, et le système Botot a toujours été le préférable ; tous les dentifrices sont bons du moment où ils sont faits avec conscience, et que l'on n'exagère pas la quantité des matières corrosives.

L'alcool, bon goût, au degrés, en sera toujours la première base, c'est dans la distillation et la combinaison des essences que gît la qualité de l'élixir; donner la vertu de calmer une rage de dents (car on ne guérit pas la carie) en employant la liqueur pure ; lui donner celle de détacher le tartre des dents sans altérer l'émail en l'employant mélangée avec quelques gouttes d'eau, lui donner la vertu de consolider les dents chancelantes, en rafermissant les gencives, ramollies par les sanguinollements, lui donner une qualité balsamique par l'infusion de quelques plantes précieuses et appropriées, à maintenir la fraîcheur de la bouche et rétablir la couleur rosée que doivent avoir toutes gencives en bonne santé, en faisant disparaître cette teinte blanchâtre qui est le signe caractéristique d'une affection buccale, voilà à quoi un vrai Dentiste consciencieux doit s'attacher; et surtout faire bon et bon marché, de manière que le pauvre ouvrier puisse se donner la satisfaction de se voir la bouche saine, l'haleine pure et les dents blanches.

Il importe peu que le flacon soit doré, que le bouchon soit à l'émeri et tamponné d'une fine peau, avec un cachet aux armes étrangères, il importe peu que l'étiquette soit un chef-d'œuvre de lithographie et le flacon en cristal, il importe que l'élixir soit bien fait, que le dentifrice soit réel, et qu'au lieu de coûter 3 ou 5 francs, un flacon coûte de 50 centimes à 1 franc.

J'ai travaillé consciencieusement et je me suis attaché à produire le dentifrice que je désigne ci-dessus, j'offre mes flacons à l'analyse et je suis sûr des bons rapports en ma faveur.

Il ne sort pas un flacon de chez moi sans qu'il soit revêtu de mon étiquette, et d'un prospectus indiquant la manière d'en faire usage.

Mon représentant se présentera trois fois par semaine sur la place publique, près du pont de la Guillotière, et distribuera mes flacons de dentifrice **LA CLÉMENTINE**, à titre d'échantillon, à raison de 40 centimes, de 60 centimes et d'un franc ; il n'y a que trois grandeurs. Dans mes cabinets, les flacons se vendent, avec une instruction : 50 centimes, 75 centimes et 1 fr. 25 centimes.

Tous les jours, de 7 heures du matin à 8 heures du soir, mes cabinets sont ouverts. Les opérations se font avec la plus grande habileté, et mes prix sont de première modicité. Vous trouverez chez moi le confortable, la propreté la plus minutieuse et la plus grande prudence dans les opérations.

---

# POST-FACE.

Faire le bien et laisser dire.

Dans toutes les professions, il faut une longue suite de tâtonnements et d'épreuves pour acquérir une certaine habileté.

J'ai la conscience et la conviction d'avoir étudié sérieusement et assidument ma profession ; ma maison a deux spécialités, c'est vrai : les appareils galvaniques et la dentition ; mais j'affirme que dans ces deux branches de la science, je suis compétent et à même d'être sûr des résultats de mes efforts, J'emploie des personnes capables, et je suis à même de commander, de diriger mon entreprise et d'être certain que rien ne se fera chez moi qui ne soit digne de la confiance du public.

J'ai choisi mon local dans un quartier populeux,

j'ai voulu faire comprendre aux ouvriers et au bourgeois qu'au milieu d'eux, il y aurait désormai une Maison sérieuse, un Dentiste réel où l'on pourrait aller en toute confiance. J'ai foi dans mon entreprise, j'ai confiance en ma clientèle et j'espèr qu'elle ne me fera pas défaut.

Si, contre mon attente, mon cœur qui est tout dévoué au soulagement de mes semblables, n'était pa compris, si mes efforts n'étaient pas couronnés d succès à la Guillotière, si, enfin, on ne m'accordai pas la confiance que je sollicite, je m'éloignerais mais sans fiel dans le cœur; je partirais avec la satisfaction d'avoir rempli le devoir d'un honnêt homme, heureux si ce petit livre, qui a pour titre *Conseils à mes Amis*, est apprécié et s'il donne l'ouvrier la pensée de songer à la bouche de son enfant, de sa femme et de la sienne, et s'il le guid surtout dans le choix de son Médecin-Dentiste.

Lyon, 25 mai 1864.

FIN.

www.ingramcontent.com/pod-product-compliance
Ingram Content Group UK Ltd.
Pitfield, Milton Keynes, MK11 3LW, UK
UKHW022154170726
13837UKWH00004B/1980

9 782329 16527